Fit nach 7 Tagen mit BambusSalz

Monika Braun

All rights reserved.
Verlag: B.G.-p.OHG / Bad Kissingen
Printed in Germany by Amazon Distribution GmbH,Leipzig

ISBN-10: 1495928225
ISBN-13: 978-1495928222

EIN SPRICHWORT BESAGT:

„Das Glück besteht nicht darin, daß du tun kannst, was du willst, sondern darin, daß du immer willst, was du tust."

Leo N. Tolstoi (1828-1910), russ. Schriftsteller:

..und Sie meine lieben Leser und Leserinnen wollen auf Ihren Körper achten. Und dabei möchte ich Sie mit diesem Ratgeber gerne unterstützen....

Inhaltsverzeichnis

Inhaltsverzeichnis

Vorwort von einem Bambussalz-Fan

Wie schmeckt Bambussalz?

Bambussalz ist kein Nahrungsergänzungsmittel
oder Medikament?

Woher kommt dieses geheimnisvolle Salz?

Wie ist das Herstellungs-Geheimnis von Bambussalz?

Warum daraus so ein Geheimnis gemacht wurde?

Und wie ist die Herstellung von Bambussalz heute?

Welches sind die wichtigsten basischen Mineralien im
Bambussalz

Dieses alte Naturheilmittel wurde wieder neu entdeckt,
was nun?

Mein Live Test bei einem Zahnproblem mit Bambussalz

Und was macht die industrielle Gesellschaft

Ist Bambussalz bei Hautproblemen auch geeignet?

Wo ist der Unterschied zw. 2x oder 9x gebranntes Bambussalz?

Was will ich noch sagen?

Wo ist Bambussalz überall einsetzbar?

Meine 7 Tage - Kur mit Bambus Salz

Gesunde weiße Zähne mit Bambussalz

Darmreinigung mit Bambussalz bei Darmträgheit.

Ist Salz unverzichtbar? Stimmt das?

Meine Salz Odyssee – bis ich zum Bambussalz kam

Ein Reisetipp in eine Salzzeitreise

Wo kann ich Bambussalz kaufen?

Schlusswort zum Ratgeber. Bambussalz

Weitere Kindle E-books

Rechtliches

Impressum

Über die Autorin

Monika Braun

Vorwort von einem Bambussalz-Fan

Beginnen möchte ich mit einem Dank an eine deutsche Ärztin, welche das umfangreiche Wissen über Bambussalz von Korea aus nach Europa, -behaupten wir mal-, im Prinzip importiert und wiederbelebte.

Erst dadurch lernten wir dieses alte Naturheilmittel wieder zu schätzen. Vor allen Dingen die Erkenntnis der darin enthaltenen Heilkräfte.
Wie ist es dazu gekommen, dass möchte ich Ihnen kurz veranschaulichen.

Als die deutsche Spezialistin für Säure- und Basenregulation Frau Dr. Bärbel Rudolph auf der Suche nach basischen Lebensmittelspezialitäten war, ist sie in Asien auf das Naturheilmittel vergangener Zeiten gestoßen. Mit Ihrem Partner brachte sie das Produkt auf den deutschen Markt. Es dauerte nicht lange und Bambussalz kam plötzlich in aller Munde.

Vorrangig natürlich bei Personen, welche sich mit dem eigenen Körper und dem Säure Basen-Haushalt, bzw. der Übersäuerung des Körpers beschäftigten.

Hier ein kleiner Exkurs auf Wikipedia, bzgl. Säure-Basen-Haushalt.

„Störungen im Säure-Basen-Haushalt des Körpers führen zu Azidose (Übersäuerung) oder Alkalose (Untersäuerung) und können sich lebensbedrohlich auswirken. Quelle Wikipedia"

Nach einiger Zeit bin auch ich auf das Bambussalz gestoßen und ich gestehe: Vollkommenes Neuland tat sich auf. Die Neugierde stieg. Meine jährliche Basenhaushalt-Überprüfung vollzog ich stets im Frühjahr mit allem, was dazugehört. 8 Tage lang am Morgen Basenhaushaltsmessung –Eingeweihte wissen, wie dies geht- und damit einhergehend eine Wochenkur mit dem dementsprechenden „Getränk".

-(Schmeckt nicht lecker)-

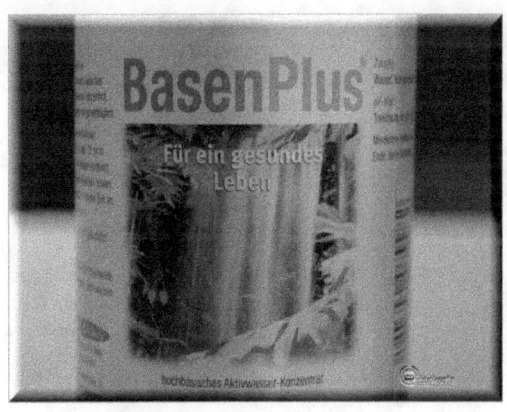

Zum Glück lernte ich rasch nach mehreren Gesprächen mit Fachleuten und bei einem Besuch der Messe Veggie-World in Wiesbaden die erheblichen Vorzüge von Bambussalz kennen.

UND LIEBEN

Es ist wahr, die Vielfältigkeit überzeugt und immer mehr Menschen entdecken wie ich das Bambussalz als echte Alternative zum herkömmlichen Kochsalz. Erst vor Kurzem las ich in einem Gesundheitsblatt, das das normale Kochsalz seit Langem als wesentlich ungesünder gilt als bisher angenommen.

Doch wie schmeckt das Bambussalz, wie ist die Anwendung und wieso ist es so irre, viel gesundheitsfördernd als das "übliche" Salz? Diese Fragen und noch weit mehr werden Ihnen nachfolgend beantwortet.

Jede Menge Vergnügen beim Lesen wünscht Monika Braun.

Ps. Allerdings möchte ich nicht den Anschein aufkommen lassen, dass Bambussalz ein Wundermittel für Krankheiten aller Art ist. Bedenken Sie und dies betone ich mit Nachdruck bei Schmerzen – Unwohlsein etc. zögern Sie nicht, machen Sie keine Selbstheilungsversuche, sondern suchen Sie Ihren Arzt oder Facharzt des Vertrauens auf.

Wie schmeckt Bambussalz?

Bambus Salz schmeckt spürbar salzig, dennoch fühlt es sich ausgesprochen mild und angenehm im Mund an. Vor allen Dingen das 2xgebrannte Bambussalz. –dazu kommen ich später noch eingehender zu sprechen-.
Es eignet sich hervorragend zum Salzen von rohem Gemüse und Salate.

Auch für eine rituelle Verwendung soll es geeignet sein, sagte man mir, da es über eine unwahrscheinliche Klarheit verfügt und das Gefühl von etwas extrem besonderem vermittelt.
Leider fehlen mir zu diesem Punkt nähere Details.
Gegebenenfalls finde ich genauere Informationen bis zu einem Relaunch des Ratgebers.

Nun mein Ding ist eher der Geschmack und da gehe ich mit den Gourmets einher. Für Feinschmecker auf dieser Welt ist es enorm!

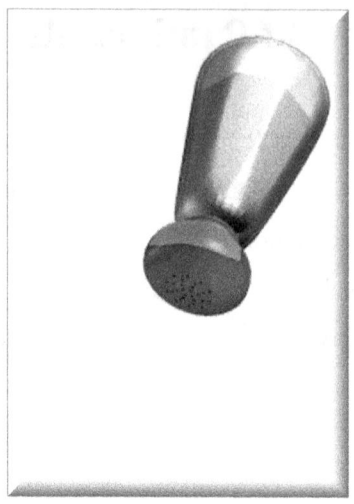

Obwohl ich sagen muss, dass ich das 9xgebrannte nicht so bekömmlich finde wie die Meisterköche es Hochloben. Mir ist der Geschmack zu schwefelhaltig zum Würzen.

Dafür strotzt es nur so von anderweitigen Vorteilen, welche ich Ihnen später noch eingehender erläutere. Aber jeder besitzt unterschiedliche Geschmacksknospen. Testen Sie es trotzdem. Evtl. empfinden Sie es anders als ich.

Bambussalz ist kein Nahrungsergänzungsmittel oder Medikament?

Um es gleich im Vorhinein zu sagen: Bambussalz ist kein Ergänzungspräparat, sondern eher ein natürliches, exklusives Nahrungsmittel. Bambussalz ist im Kern ein Heil-Salz. Ohne das ich den Ausdruck jetzt überstrapazieren möchte. Es versteht sich von selbst, dass man Bambussalz nicht auf offene Wunden streuen sollte. (Lachen Sie nicht, in unserer „Gesundheitstruppe" kam das Thema bereits auf).

Gemeint ist vielmehr, dass Bambussalz viele basische Mineralien, vornehmlich Eisen, Kalium, Kalzium, Magnesium, Silizium und Zink enthält. Und eben wegen dieser besonderen Funktionen hatte das Bambussalz lange Zeit in der Phytotherapie der buddhistischen Mönche einen festen Platz.

Phytotherapie- ja sie lesen korrekt – es ist kein Tippfehler, wie man anfänglich meinen würde. Ich auch bei Wikipedia recherchiert und folgende Definition darüber gefunden.
Quelle: Wikipedia
Die Pflanzenheilkunde (oder Phytotherapie) ist die Lehre der Verwendung von Heilpflanzen als Arzneimittel.

Woher kommt dieses geheimnisvolle Salz?

Kurz und Knapp - aus Korea, dem „Land der Morgenstille"
kommt dieses besondere Naturheilmittel. Wie in Europa auch
kommen viele Erkenntnisse und Weisheiten aus den Klöstern.
Denken wir nur an die Heilige Hildegard von Bingen. Heute
noch werden Ihre Erfahrungen von Jung auf Alt übermittelt,
und wenn wir ehrlich sind, etliche Lehren erfolgreich
anwendbar.

In den buddhistischen Klostergemeinschaften von Früher war
das Essen nur in eng begrenzten Möglichkeiten zugelassen.
Eine Abwechslung im Speiseplan wurde durch die
Bereitstellung bester Salze erreicht. So konnte man die
Erfahrung machen, dass Bambussalz nicht nur die Speisen
wohlschmeckender macht, sondern auch der Gesundheit des
Menschen dient.

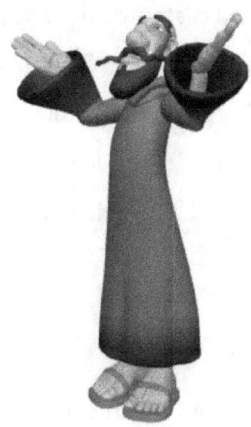

Die Herstellungstechnik von Bambussalz war sehr lange das bestbehütete Geheimnis dieser Mönche.

Wie ist das Herstellungs-Geheimnis von Bambussalz?

Gelesen las ich zu dieser Frage, dass die Mönche einen etwa drei Jahre alten Bambusstamm nahmen, welcher sie dann in Stücke schnitten. Wobei allerdings jeweils ein Ende offen und der andere Abschnitt verschlossen sein musste.

Danach füllten Sie die Teilstücke mit dem getrockneten Salz zusammen vermengt mit Heilerde (Jajangsu) in die Bambusrohre. War dies getan, legten die Ordensbrüder die Bambusstücke in einen speziellen Kessel, der mit Kiefernholz erhitzt wurde. Nach etwa 24 Stunden im Kessel blieb ein Salzkissen übrig.

Jenes gewonnene Salzkissen wurde dann zerrieben. Das zerschrotete Salz wiederum wurde noch achtmal wie zuvor behandelt. (Sie merken, damals wollte man nicht das 2xgebrannte Bambussalz). Beim neunten und letzten Vorgang wurde dem Kiefernholz noch Kiefernharz hinzu gegeben. Durch die erzielte enorme Hitze von 1.200°C schmolz das Salz, wurde beim Abkühlen aber wieder hart.

Das abgekühlte Salz wurde der Einfachheit einfach Bambussalz genannt.

Also wie bereits erwähnt, ob dies wirklich das Geheimnis war, kann ich nicht bezeugen, ich schildere hier die Überlieferung, wie man mir zugetragen hat. Und warum sollte man dem keinen Glauben schenken. Ich denke, es spielte sich so ab.

Warum daraus so ein Geheimnis gemacht wurde?

Was die Mönche über viele Jahrhunderte an Erfahrungen mit dieser einen Methode machten, das dokumentierten sie nicht in ihren Tempelschriften, hier steht zu lesen, - aufgrund der Gefahr, - und so gaben sie es mündlich weiter. Ein Mediziner namens Heo Jun war einer der Ersten, welcher Zugang zu dem Wissen bekam und es niederschrieb und insofern verewigte.

Im Laufe der Jahre verwendete man allerdings verschiedene Brennstufen der Bambussalz – Gewinnung. Dennoch als Würzmittel wird überwiegend das zweimal gebrannte Salz, als Speisesalz einsetzt. Bis auf gewisse Ausnahmen, ich erwähnte es bereits.

Das neunmal gebrannte Bambussalz wird in der Tat mehr für Heilanwendungen angewandt. Seine Heilwirkung beruht sicher auch auf der außergewöhnlichen und überaus aufwendigen Herstellungsweise.

Und wie ist die Herstellung von Bambussalz heute?

In unserer heutigen Zeit muss man sich zum Glück nicht mehr so plagen wie früher die Mönche in den Klöster. Inzwischen wird grobes Meersalz in dünne Bambusrohre gefüllt. Unter keinen Umständen jünger als 3 Jahre und nicht älter als 5 Jahre. Danach wird das jeweilige Bambusrohr mit gelbem Ocker-Ton verschlossen und über einem Feuer von Pinienholz und Harz bei 1000 bis 1500 Grad gebrannt.

Je nachdem welche Qualität man erreichen will, wird dieser Vorgang bis neun Mal wiederholt. Mit jedem Brennvorgang nimmt der Mineralstoffanteil zu, ebenso der pH-Wert des Salzes. Der Preis und die Wertigkeit des Salzes hängen allesamt von der Anzahl der Brennvorgänge ab.

Viele Schritte der Herstellung werden auch heute noch mit größter Mühe in Handarbeit hergestellt.
Aufgrund dieser Tatsache wird Bambussalz niemals ein Massenprodukt. Es ist und bleibt wertvoll.
Der Käufer wird zu keiner Zeit Schleuderpreise für Bambussalz sehen. Und persönlich finde ich das als Erkennungszeichen positiv.

Sollten Sie es sehr preisgünstig erblicken, würde ich auf jeden Fall an der Echtheit und Reinheit zweifeln. Aber dies ist auch so eine Sache, Sie müssen Ihren Verkäufer entdecken, dem Sie vertrauen.

Welches sind die wichtigsten basischen Mineralien im Bambussalz

Die wichtigsten im Bambussalz verabreichten Mineralien sind:

Eisen

Kalium

Calcium

Magnesium

Silizium

Zink.

Eine unzureichende Versorgung nur dieser Mineralien kann zu einfachen bis schweren Symptomen oder Erkrankungen führen.

Dieses alte Naturheilmittel wurde wieder neu entdeckt, was nun?

Althergebrachtes Wissen will bisweilen neu gefunden werden, da es leicht für ein paar Generationen in Vergessenheit gerät. Auch kulturübergreifend muss sich das Bambussalz abermals beweisen, und das geschieht jeden Tag, wenn es in die Küchen gelangt oder direkt ohne Umwege in unsere Münder kommt, wo es seine vielseitige Auswirkung entfaltet.

Mein Live Test bei einem Zahnproblem mit Bambussalz

Als Beispiel das 9xgebrannte Bambussalz bei Zahnproblemen.

Ich kann durchaus bezeugen, dass Bambussalz mir persönlich geholfen hat. Gerade bei einem schmerzhaften Zahnproblem. Wie ich vorgegangen bin, sage ich Ihnen gerne.
Eines Tages merkte ich, dass der Backenzahn, mit dem ich seit einigen Jahren auf Kriegsfuß stehe und er mir ab und an Probleme bereitet, wieder anfing herum zu stressen. Es zwickte und zwackte am Zahnfleisch.

Nach einer Mundspülung mit kolloidalem Silber (bin ein riesen Fan davon und stelle es auch selber her!), erinnerte ich mich, dass 9x gebranntes Bambussalz in diesem Falle Abhilfe leisten könnte.

Brillant dachte ich, und so flitzte ich hinunter in die Küche und nahm mir 2-3 Körner von dem 9xgebrannten Bambussalz. Die Körner legte ich unter die Zunge und lies das Salz langsam „wegschmelzen".

Diesen Vorgang wiederholte ich an jenem Tag noch zweimal. Und Sie können es mir glauben – meine Zahnprobleme sind verschwunden. Ob es lecker war, ehrliche Antwort? NEIN

Aber dafür Ruhe bis zum heutigen Tage. Fazit: ein Live Test mit Erfolgsgarantie.

Monika Braun

Und was macht die industrielle Gesellschaft

2x gebranntes Salz wird zum alltäglichen Würzen verwendet.

Der pH-Wert des Salzes liegt bei ca. 10 bis 11.

Das 9x gebranntes Salz wird wegen seines schwefelig aromatischen Geschmacks von Gourmets hochgelobt. Persönlich kann ich dem nichts abgewinnen und aus diesem Grunde verwerte ich es mehr zur Heilung oder zum Baden als Zusatz. Letztere ist wieder ein Favorit von mir.

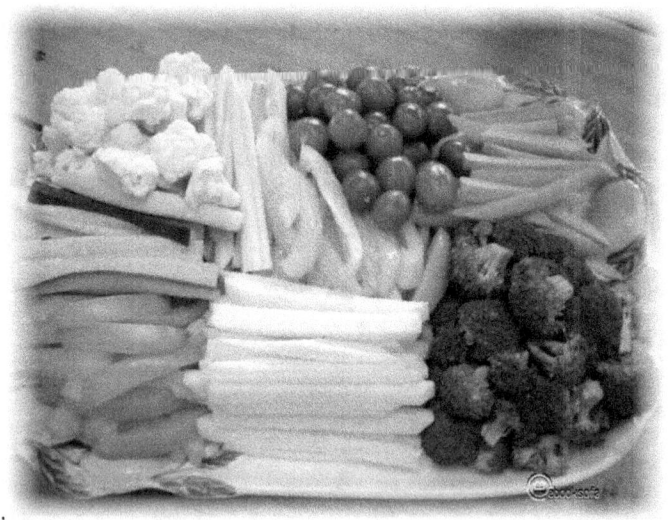

Rohes Gemüse sowie Gerichte mit Reis, Couscous oder Hirse erhalten durch das Bambussalz eine besondere Geschmacksnote. In meiner Küche verwende ich es gerne bei asiatischen Gerichten.

WoW, einfach köstlich.

Da kommt kein anderes Salz hin.

Absolut andersartig als alle anderen Salze in unserer Küche dient Bambussalz als ein natürlicher Basenspender, ich erwähnte dies eingangs. Mit der alltäglichen Bambussalz-Würze können Mahlzeiten verfeinert und zur gleichen Zeit dem Organismus fehlende Basen zugeführt sein. Also ein phänomenaler Geschmack und Gesundheit in einem Salz vereint.

Sorry, aber was will man mehr.

Monika Braun

Ist Bambussalz bei Hautproblemen auch geeignet?

Bambussalz kann man je nach Beschaffenheit überaus vielseitig benutzen, z.B. als Badezusatz, Wickel mit Salzlösung oder man mengt es in erstklassige Öle ein.

Tipp:

Gerade im Winter neigt man gerne zu Hautproblemen, hier ist das Bambussalz auch eine hilfreiche Sache.

Bei Hautproblemen benutze ich meistens Argan–Öl und gebe 3 Salzkörner vom neunmal gebrannten Bambussalz dazu; kräftig schütteln, bis das Öl trüb wird und das Salz aufgelöst ist.

Dann die betroffenen Stellen sachte einreiben. Sie werden nach einiger Zeit eine erhebliche Besserung der angegriffenen Hautstelle sehen und spüren.

Wo ist der Unterschied zw. 2x oder 9x gebranntes Bambussalz?

Wie Sie bereits wissen, ist Bambussalz, aufgrund der immer noch aufwendigen Herstellung kein Massenprodukt, sondern eher ein nicht alltägliches und wertvolles Produkt. Vor kurzem wurde mir das 1x gebrannte Bambussalz angeboten. Welches ebenso einen hohen Mineralstoffanteil beinhalten soll, aber da lasse ich die Finger davon. Ich kann Ihnen hierzu allerdings auch keinerlei Erfahrungswerte nennen, da ich ja ein Anhänger von 2x oder 9x gebranntem Bambussalz bin.

Zweimal gebranntes Bambussalz bedarf keiner Überzeugungsarbeit, es schmeckt einfach.
Ob auf das leckere Sonntags-Frühstücksei, die mit Salz bestreute Butterbrotschnitte mit Schnittlauch oder den frisch zubereiteten Tomatensalat. Egal, Ihre Gerichte ob kalt oder warm, werden eine Delikatesse.

Und keine Angst, auch wenn eine Prise mehr Salz in der Suppe landet, so total versalzen schmeckt die Suppe fast nie, da das Salz nämlich weniger Natriumchlorid enthält als alle anderen Salze.

Neunmal gebranntes Bambussalz - das größte Geheimnis liegt in der antioxidierenden Eigenschaft des 9x gebranntem Bambussalz. Der basische pH-Wert hilft, einer Gewebeübersäuerung vorzubeugen. Ich kenne viele Menschen, welche nicht auf Ihren Basenhaushalt achten, was ein gravierender Fehler ist. Wie heißt es, gehen Sie achtsam mit Ihrem Körper um....

Fazit:

Sie sollten es probieren, benutzen Sie es, schmecken Sie es und sagen Sie nicht von vornherein NEIN!

Sie bereuen es, wenn Sie sich den Genus von Bambussalz, dem alten koreanischen Wundermittel entgehen lassen. .

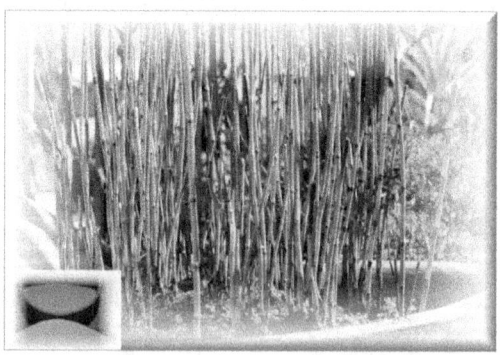

Was will ich noch sagen?

Bambussalz ist kein Ergänzungspräparat, sondern „nur" die wertvolle Prise Salz, die gleichzeitig auch eine Prise „Lebenswürze" ist. Andere Basenbildende Lebensmittel wie reifes, gesundes Obst und Gemüse zählen einfach in den alltäglichen Speiseplan.

Sorgen Sie für abwechslungsreiche Kost, gewürzt mit einer Prise Bambussalz. Sie werden den Unterschied merken.

Versprochen.

Und keine Angst, viele Menschen essen gern salzig, ich bin eine davon. Und ich kann Ihnen sagen, dass Bambussalz auch in höheren Dosen ungefährlich ist. Sollten Sie Zweifel bekommen, fragen Sie Ihren Arzt oder eine Person, welche sich der Ernährungswissenschaft zugewandt hat. Spätestens letzterer Mensch wird Sie überzeugen.

Wo ist Bambussalz überall einsetzbar?

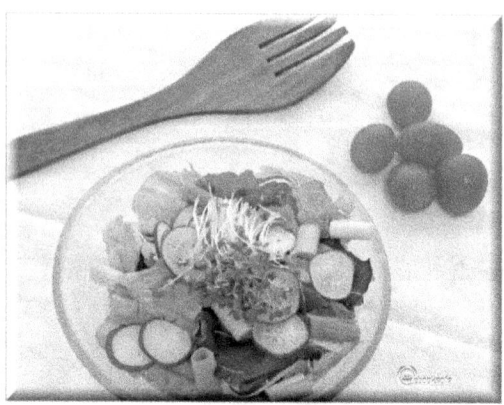

Gourmets schätzen die Benutzung von Bambussalz in deren Küche.

„Normalos" verwenden das zweifach gebrannte Bambussalz zum Würzen.

Zur Entsäuerung des Körpers

Als Badesalz

Zur Hautpflege - Peeling

Einfach den Organismus ins Gleichgewicht zu bringen

Zur Zahnpflege und Stärkung

Meine 7 Tage - Kur mit Bambus Salz

Ja, es ist fast simpel meine 7 Tage Kur mit Bambussalz, aber einfach herrlich.

Es bringt Ihren Körper ohne Probleme innerhalb kürzester ins Gleichgewicht und ich kann nur sagen, nach dieser Kur fühle ich mich wieder topfit.

Persönlich gehe ich sogar so weit, dass ich Ihnen die 7 Tage Kur ans Herz legen möchte. Die Kur ist angenehmer als die weiter unten aufgeführte Darmreinigung. Obwohl! alles zu seiner Zeit, bei einer evtl. Darmträgheit ist die Darmreinigung der Kur vorzuziehen.

Die Frage lautet im Vorfeld: »Was belastet mich, was will ich tun?

<u>Hier meine Vorgehensweise:</u>

Ich trinke die nachfolgende Mischung an 7 Tagen. Oder eine vollständige Woche lang.

Pro Tag an die 4x

Am Morgen nach dem Aufstehen!

Ca. 30 Minuten nach dem Mittagessen

Ca. 30 Minuten vor dem Abendessen

Kurz bevor ich ins Bett gehe.

Natürlich können Sie die Vorgehensweise auf Ihre Gewohnheiten anpassen, völlig egal. Für mich ist dies das Beste.

Die Mischung macht`s:

Ich nehme mir ein höheres Wasser-Glas und gebe dort einen gestrichenen Teelöffel Bambussalz hinein. Danach fülle ich das Glas mit normalem stillem Wasser bis zum Rand und trinke es Schlückchen weise, langsam aus.

Am Anfang finden Sie es nicht lecker, aber mit der Zeit gewöhnt man sich daran. Versprochen.
Ich persönlich nehme bewusst ein stilles Wasser. Das ausgesprochen Einfache in den 1 ½ Liter Flaschen vom Discounter. Ich vertrage das Wasser mit Kohlensäure nicht, besser gesagt kriege ich das mit dem Bambussalz am Morgen unter keinen Umständen runter.

Maßgebend ist auf jeden Fall, dass Sie während dieser Kur viel trinken, 2-3 Liter am Tag ist Pflicht. Das bringt Ihren Körper wieder ins Gleichgewicht. Und ja, ich höre Sie bereits stöhnen, Sie müssen öfters auf die Toilette. Es ist eben so.

Meine persönliche Erfahrung mit dieser Kur: Wahnsinn!

Allerdings möchte ich Ihnen auch noch verraten, dass ich die Kur mit dem 2xgebrannten Bambussalz mache.

Ich selber finde es –!- milder und aromatischer im Geschmack. Das 9x gebrannte ist mir für die Kur zu kräftig. Bekomme ich nicht runter. Aber dies ist reine Geschmacksache. Probieren Sie es aus!

Und schreiben Sie mir Ihre Erfahrungen. Interessiert mich wirklich.

Gesunde weiße Zähne mit Bambussalz

Ganz neu entdeckte ich in dem Shop, wo ich immer mein 2xgebranntes Bambussalz bestelle – „Das Bambussalz – Zahnpulver". Na, das lag der nächsten Bestellung natürlich mit bei und ich probierte es sofort aus. Es überzeugte mich auf Anhieb, da es leicht in der Handhabung ist und der Effekt für mich als Teetrinker gigantisch ist.

Dieses Zahnpulver reinigt überaus sanft und gründlich etwaig Ablagerungen ---vom Tee. Kaffee, Säfte etc.

Weintrinker oder intensive Kaffeetrinker wissen, wovon ich spreche. Verfärbte Ablagerungen auf den Zähnen sind nicht sexy und entspricht auch nicht dem Schönheitsbild. Das Bambussalz-Zahnpulver entfernt die Beläge schonend und der zusätzliche Clou ist, dass Sie herrlich weiße Zähne bekommen.

Die Vorgehensweise ist einfach, tauchen Sie Ihre befeuchtete Zahnbürste cool in das Pulverdöschen hinein und putzen Sie dann Ihre Zähne wie gewohnt. Die Zahnbürste sollte nur angefeuchtet sein.

Natürlich sehen Sie den Effekt nicht nach einmaligem Zähneputzen. Es dauert eine Weile, aber das ist nicht im Geringsten fatal. Da man sich die Zähne ja soundso 3x am Tag reinigen sollte, dürfte doch irgendein Zeitpunkt zur Gewohnheit werden mit dem Bambussalz – Zahnpulver sich die Zähne zu bürsten.

Die Zähne werden natürlich weiß, das Zahnfleisch bleibt fest und gut bei Kräften.

Es wird Ihnen gefallen

Bambussalz – Zahnpulver hat diese wertvollen Eigenschaften:

Bambussalz – Zahnpulver ist frei von Zucker oder anderen

Zusatzstoffen.

Bambussalz – Zahnpulver ist frei von Fluor.

Bambussalz – Zahnpulver ist basisch mit vielen Mineralstoffen

und Spurenelementen.

Bambussalz – Zahnpulver ist natürlich aufhellend und schenkt

Ihnen ein strahlendes Lächeln.

Bambussalz – Zahnpulver ist sparsam im Gebrauch.

Bambussalz – Zahnpulver ist auch noch sehr preisgünstig.

Bambussalz – Zahnpulver ist hier erhältlich:

http://bit.ly/ebooksofashop

Monika Braun

Darmreinigung mit Bambussalz bei Darmträgheit.

Heute ich will kein Blatt vor dem Mund nehmen. Sie kennen mit Sicherheit das Gefühl und die Gegebenheit: Man kann nicht auf´s Klo! Ja ich sage es rundheraus. Sie fühlen sich unwohl aufgebläht und total schlapp. Und Besagtes abgeschlafft sein kommt in Wirklichkeit davon, dass Ihr Darm eine Ruhepause einlegt. Bei mir tritt dies meistens im Winter ein. Was klar ist man bewegt sich einfach weniger, das ist Fakt.

Und obwohl ich penibel auf die Ernährung achte, Sie wissen bereits Obst und Gemüse in ausreichenden Mengen, kommt es vor, dass »Groß« nicht funktioniert. Ich sagte ja, ich bin ehrlich.

Auf Anraten meiner chinesischen Masseurin führte ich dann eine Darmreinigung mit Bambussalz durch.
Hierzu muss ich erwähnen, dass wir privat befreundet sind, denn ansonsten ist das Thema Darmträgheit ja kein spannendes Thema und hausieren geht man damit ja auch nicht. Doch unter Freundinnen war die Ehrlichkeit o.k. und ich danke Ihr hier und heute auf diesem Wege nochmals für den wertvollen Tipp.

Nachfolgend meine Vorgehensweise, aber bitte achten Sie unbedingt auf die Warnhinweise am Ende des Artikels. So eine Darmreinigung ist auf keinen Fall für jeden Menschen geeignet. Ich bin ansonsten körperlich frisch und munter, mein Schwachpunkt eben die winterliche Darmträgheit, was mich immens belastete.

Bereiten Sie sich vor und informieren Sie auch Ihre Mitbewohner. Warum? Werden Sie jetzt fragen.
Nun es liegt auf der Hand. Eine Darmreinigung mit Bambussalz funktioniert einfach. Ich möchte Ihnen detailliert mitteilen wie ich vorgehe. Es ist keine Anleitung – jeder Mensch ist erwachsen und für sich selber verantwortlich. Was mir bekommt, muss bei Ihnen nicht gelingen.

Also so starte ich:

Am Tag zuvor

Belaste ich den Magen nicht mit deftigen Speisen wie Schweinebraten und allem was dazugehört oder Sonstiges. NEIN, ich esse leicht und überwiegend koche ich mir eine kräftige Hühnersuppe. Der Versuch mit „nur" Salat stellte sich als negativ dar. Der Magen knurrte bereits, bevor es eigentlich losging mit der Entleerung.

Der Plan ist

So eine Darmreinigung immer an einem freien Tag zu starten. Da bekomme ich meistens meine Ruhe und „freie Fahrt" auf die Toilette. Wann Sie das machen ist ja egal, allerdings sollten Sie sich Zeit lassen, Sie benötigen für eine Darmreinigung auf jeden Fall mindestens 3 Stunden.

Zuhause habe ich

9x gebranntes Bambussalz und einige 1 ½ Liter Flaschen Trinkwasser. Einfach stilles Wasser ohne Kohlensäure. 1 großes Glas (Weißbierglas)

Jetzt geht es ans Mixen:

Als Erwachsener schütte ich meistens 1,5l-2,0l stilles Wasser in ein Gefäß, danach quirle ich 1 – 1 ½ gestrichene Esslöffel 9x gebranntes Bambussalz hinein. Jetzt ordentlich verquirlen. Schließlich gebe ich alles in mein Glas. Sieht einfach netter aus. Achten Sie darauf, dass Ihr Wasser genau die geeignete Temperatur hat, also in keinster Weise warm und absolut nicht zu kalt.

Und dann geht es ans Trinken

Trinken Sie langsam, zügeln Sie sich und machen Sie kleine Schlückchen. Das ist der nervige Punkt an der Sache, dennoch versuchen Sie es. Das ist Unsinn alles in einem Satz herunterzuschlucken. Fangen Sie gleich nach dem Aufstehen und der Zubereitung an, mit winzigen Schlückchen das Wasser zu »schlürfen«. Ja ab auf den nüchternen Magen. Ich schaffe es, die Menge in ca. 25 Minuten getrunken zu haben.

Ist zwar nicht einsame Spitze, aber wer bereits in der Vergangenheit in die Vorbereitung einer Darmspiegelung kam, kennt diesen Vorgang zu genau. Oder?

So! Jetzt bedeutet es abwarten, ich schlüpfe wieder in das Bett, strecke alle Glieder aus und massiere ganz sanft den gesamten Bauchraum. Innerhalb kürzester Zeit vernehmen Sie ein Grummeln in der Gegend und dann heißt es nur noch:

„Freie Fahrt – ab aufs Klo, Klo....

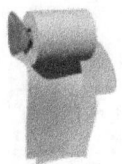

Wie gesagt eine genaue Zeit kann ich nicht festlegen, sicher ist jedenfalls, dass Sie Ihren Darm innerhalb einer kurzen Zeit ordentlich reinigen und zudem schmerzlos.

Unbeschreiblich, mit einem Male fühlen Sie sich topfit.

Persönlich trinke ich zusätzlich noch einen ½ l Wasser und massiere nochmals meinen Bauch. Innerhalb weniger Minuten muss ich wieder aufs Klo rennen.

Machen sie diesen Vorgang einfach so lange, bis nichts, aber auch wirklich nichts Festes mehr herauskommt.

Ich gebe es zu, es ist etwas stressig, dennoch und da wiederhole ich mich gerne: Sie fühlen sich fit und rein! -und leichter-

Eine Bekannte von mir vollzog diesen Vorgang 3 Tage hintereinander. Kein Model bestimmt nicht fast –sorry Sarah im Gegenteil, doch ihr ging es super schlecht. Wie ich dies hörte, informierte ich mich bei meinem Hausarzt, welcher allerdings freies Licht gab. Also keinerlei Bedenken. Er meinte sogar man kann dies bis zu 7 Tagen machen, davon sehe ich persönlich ab. Aber bitte!

So hier kommt meine Warnung: Achtung

Schwangere, Akut Nierenerkrankung, Dialysepatienten, Patient mit Herz OP sollten diese Darmreinigung nicht machen. Wenden Sie sich bei derlei Beschwerden an Ihren Hausarzt, der hilft Ihnen weiter oder schickt Sie zu einem Spezialisten.

Ist Salz unverzichtbar? Stimmt das?

Persönlich sage ich sowieso JA. Ich könnte es mir nicht erträumen, salzlos leben zu müssen. O.K. einzige Ausnahme mein Arzt verbietet es mir aus gesundheitlichen Gründen. Dann ist das ebenso.

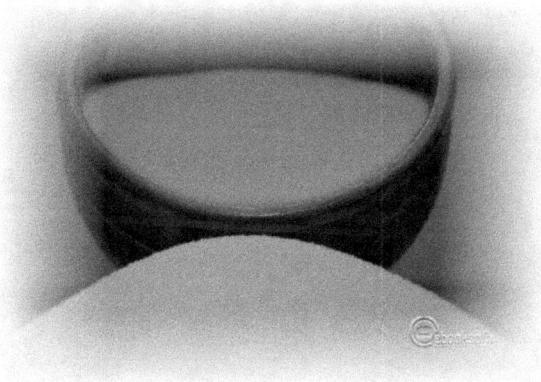

Aber statistisch gesehen ist und war Salz immer schon unverzichtbar für die menschliche Ernährung und für das Wohlbefinden. Wir müssen nicht so weit in unsere Chronik zurückgehen. Eine ungemein lange Zeit war Salz eines der wenigen Mittel gewesen, um Lebensmittel haltbar zu machen. Dies wird heutzutage in einigen Ländern immer noch praktiziert.

Salz, auch „weißes Gold" genannt, ist eines der ältesten Handelsgüter unsriger Menschheit. Die Gewinnung des Minerals, der Handel und der Transport des Salzes, wurden in Altertum und Mittelalter besteuert und überwacht. Fast überall auf der Welt sicherten sich die Völker Salzmonopole und erhoben Salzsteuern.

Salz ist unverzichtbar und dies bereits seit Tausenden von Jahren.

Meine Salz Odyssee – bis ich zum Bambussalz kam

Ja auch ich verwendete jahrelang das normale Kochsalz in meiner Küche. Man kannte es eben von seinen Eltern.

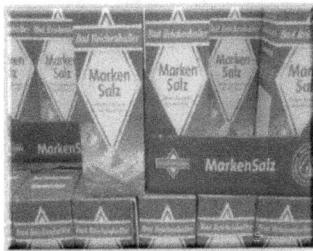

Und das im Wechselspiel:

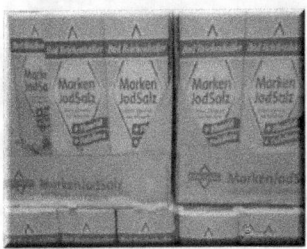

Bis ich bei meiner Bekannten Sarah zum „Klatschtreffen" war, diese ist zum damaligen Zeitpunkt bereits umgestiegen und benutzte intensiv das sagenumwobene Edel Salz: Fleur de sel. O.K. ich probierte weiter.

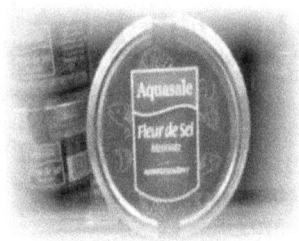

Allgemeines Urteil von meiner Familie »prima – schmeckt«.
Worauf hin ich bei unserem folgenden Urlaub auf Mallorca ich
mich – sehr zur Freude meines Mannes, der die schweren
Koffer schleppen musste- zahlreich eingedeckt habe. Ich weiss,
es war gemein, aber so direkt bei den Salinas einzukaufen, war
Erlebnis pur.

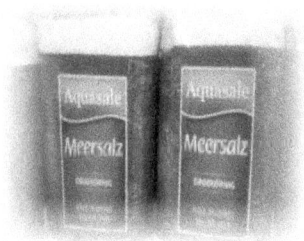

Jetzt kombinierte ich beide Salze je nach Zweck und
Verwendung. Sensibel geworden besorgte ich bei einem
Besuch im Reformhaus mal ein Himalaya Ur-Salz. (Naja)

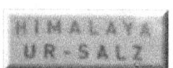

So sieht die Packung aus.

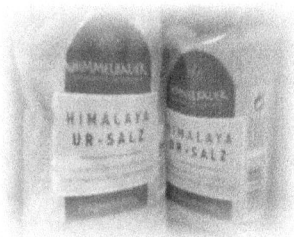

Aber dann:

Meine Zeit für Bambussalz war gekommen.

Bei einem Messebesuch über Kochen und Genuss wurde ich auf die Vorteile von Bambussalz hingewiesen.

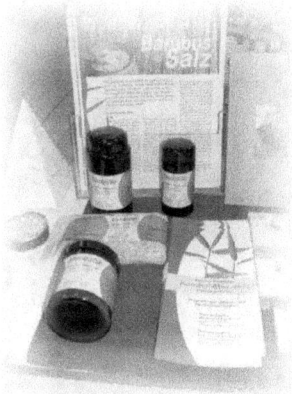

Was mich gleich von Anfang an ungemein angesprochen hat, war die Geschichte um dieses sogenannte „Wundersalz" und die aufwendige Herstellung.

Bambussalz wird auf der gesamten Welt als absolute Spezialität gehandelt und Feinschmecker loben es in höchsten Tönen. Ich bin bis heute noch begeistert davon und das normale Kochsalz wird bei mir in der Küche immer weniger.

Probieren Sie es aus!

http://bit.ly/ebooksofashop

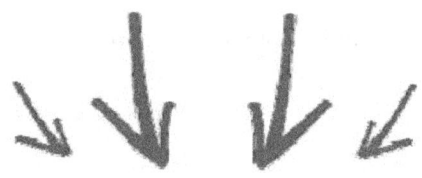

BambusSalz kaufen!
bei http://bit.ly/ebooksofashop

Ein Reisetipp in eine Salzzeitreise

Ich möchte nicht vergessen, Sie auf eine spannende Reise aufmerksam zu machen. Ich unternahm diese Reise in das Berchtesgadener Land bereits im vergangenen Jahr und sie stellte sich als äußerst interessant dar.

Die Rede ist vom Salzbergwerk in Berchtesgaden.

Hier können Sie verborgene Salzwelten entdecken. Wenn Sie sich in der Nähe aufhalten, sollten Sie den Abstecher machen. Viel Spaß!

Wo kann ich Bambussalz kaufen?

Diese Frage möchte ich mit nachfolgenden Hinweisen klären, deshalb habe ich verschiedene URLs aufgelistet, welche Sie anklicken können, um weitere Informationen zu erhalten, oder das Bambussalz direkt bestellen wollen.

– kein Muss + bitte auch nicht als Kaufaufforderung sehen!!!

Das 9fach-gebranntes Bambussalz

BAMBUSSALZ 9fach gebrannt Yuk Yom 75 Gramm

Bestelle ich über Amazon, ganz einfach!

Das 2fach-gebranntes Bambussalz

Bambussalz - BambuMeersalz 2x gebrannt feinkristallin

+ mein Bambussalz – Zahnpulver

Bestelle ich im ebooksofashop im Netz.

Hier die URL:

http://bit.ly/ebooksofashop

Schlusswort zum Ratgeber. Bambussalz

Wie erwähnt, meine Zeit ist für Bambussalz gekommen und möglicherweise konnte ich Ihnen mit diesem Ratgeber auch die Vorteile von Bambussalz schmackhaft machen. Sie werden es nicht bereuen! Allerdings mein Rat: Beginnen Sie erst mal mit dem zweifach gebrannten Bambussalz.

Gleich auf das neunfach gebrannte Bambussalz zu greifen ist meiner Erfahrung nach ein zu fixer Schritt. Aber natürlich kann und will ich Sie davon nicht abhalten.

Nochmals möchte ich darauf hinweisen, dass die in diesem Ratgeber genannten URLs nicht als Werbung oder Kaufaufforderung zu sehen ist. Diese dienen lediglich Ihrer Informationsbeschaffung, wenn Sie möchten.

Aufgrund der Erfahrung sind die überwiegende Zahl der Leser und Leserinnen meiner E-Books immer stets erfreut solche Informationsquellen gleich zu finden, ohne lange auf die Suche gehen zu müssen.

Sollten Sie die Verlinkungen stören, sehen Sie bitte darüber hinweg oder senden Sie mir einfach eine E-Mail an mehrwissen57@web.de , was Sie stört. Natürlich bin ich auch für positives Lob dankbar.

Aus Erfahrung von einigen bereits verfassten E-Books kann es sein, dass sich doch mal Tippfehler einschleichen.

Seien Sie gnädig, ich versuche mein Allerbestes. Vollziehe eine komplette Rechtschreibüberprüfung jeder Veröffentlichung. Teilen Sie mir evtl. Fehler per E-Mail bitte mit, damit ich die Chance habe eine Korrektur vorzunehmen. Schreiben Sie es bitte mir und nicht in Bewertungen hinein, denn diese können niemals korrigiert werden, was schädlich für den gesamten E-Book Markt ist. Danke!

Ich hoffe, ich konnte Ihnen einige wertvolle Ratschläge geben und bedanke mich für Ihren Kauf.

Weitere Kindle E-books

Hier noch ein kleiner E-book Hinweis zu weiter interessante Themen.

Gegebenenfalls interessiert Sie ja noch ein anderes Thema, dann klicken Sie einfach auf das jeweilige Cover, sprich Bild und innerhalb von Sekunden erhalten Sie weitere Informationen zu dem ausgesuchten Buch. Alle diese E-Book Tipps finden zum größten Teil auch auf der Bestseller – Liste von Amazon Kindle....Viel Spaß!

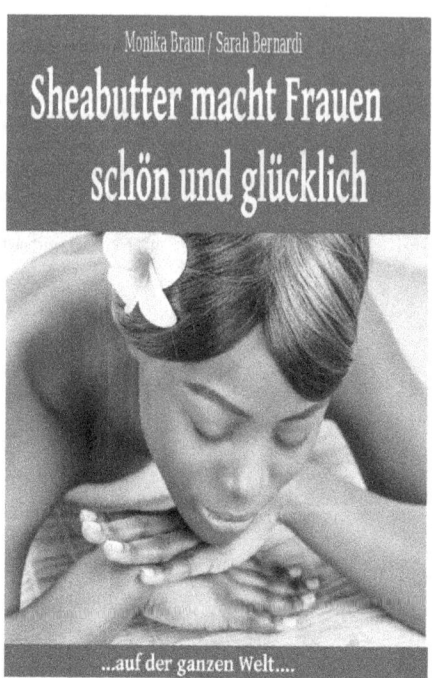

Aber nur die Originale bitte…

Als e-book bestellen bei Amazon

https://www.amazon.de/dp/B00BUL2506

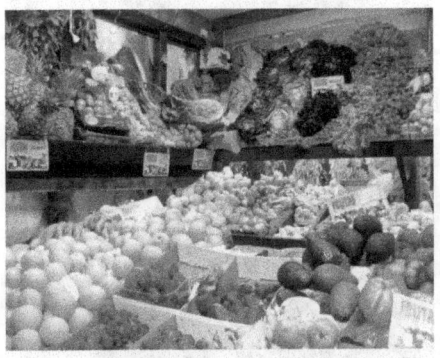

Exotische Früchte für Erotische Smoothies
ein Überblick

Peter Sommer

Ihr Ratgeber für top erotische Smoothies

Als Taschenbuch & E-Book bestellen bei Amazon

https://www.amazon.de/dp/B00CXAPJR4

Monika Braun

Der Frauenwegweiser
für ein gelungenes Blind Date

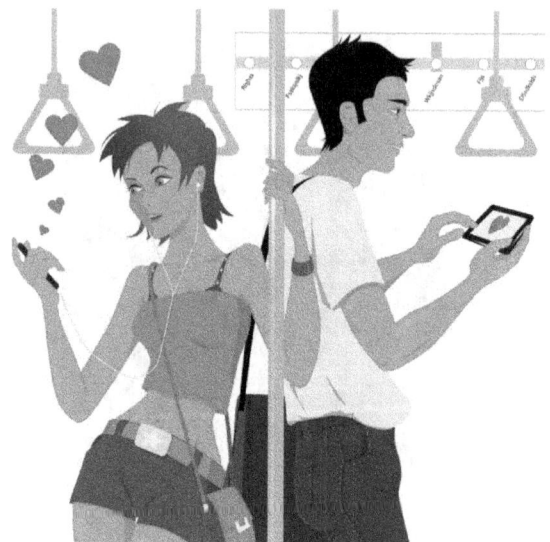

...12 Fehler die Sie auf keinen Fall
machen dürfen...

Sarah Bernardi

So gelingt Jedes Date...

Als e-book bestellen bei Amazon

https://www.amazon.de/dp/B00BPC1KQU

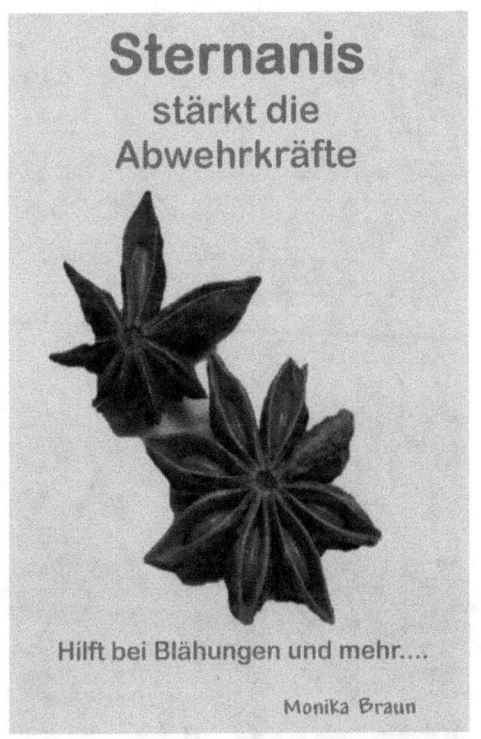

Sternanis ist ein natürliches Heilmittel

Viren und Blähungen ade....

Als e-book bestellen bei Amazon

https://www.amazon.de/dp/B00IYKP7HY

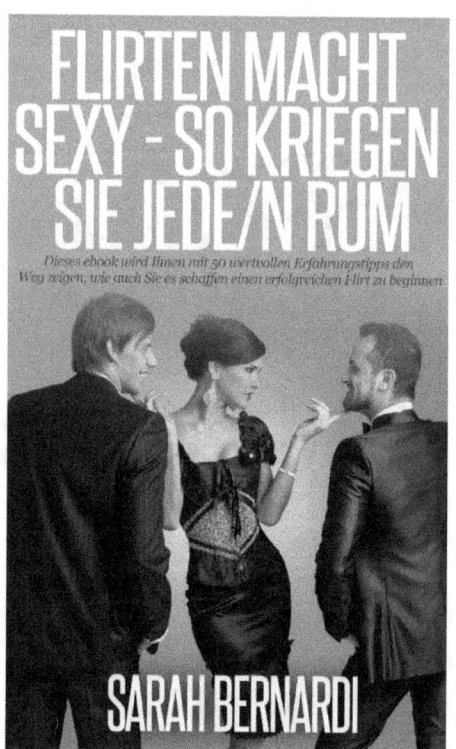

Die 50 Tricks der Flirt-Besten

Als e-book bestellen bei Amazon

https://www.amazon.de/dp/B00CB374HG

Fit und Gesund mit
Kokosnuss-Öl

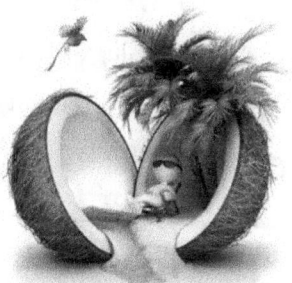

*Gesünder leben und eine
positive, jugendliche
Ausstrahlung erlangen mit
Kokosnuss - Öl.*

Kokosnuss-Öl eine Geheimwaffe?

Als e-book bestellen bei Amazon

https://www.amazon.de/dp/B00BKLLAX4

Rechtliches

Eine Haftung oder Mithaftung durch gesetzeswidrige Inhalte zu externen Webseiten wird ausgeschlossen, da der Autor keinen Einfluss auf die Entstehung, Entwicklung oder Veränderungen der unter den angegebenen Domains laufenden Webseiten hat. Auch wenn Sie die rechtlichen Hinweise vielleicht langweilen, aber die müssen halt nun mal sein.

Fotonachweis: Animotionfactory, Shutterstock, Eigene Aufnahmen / (Laienaufnahmen, kann also schon mal was unscharf sein -sorry)

Impressum

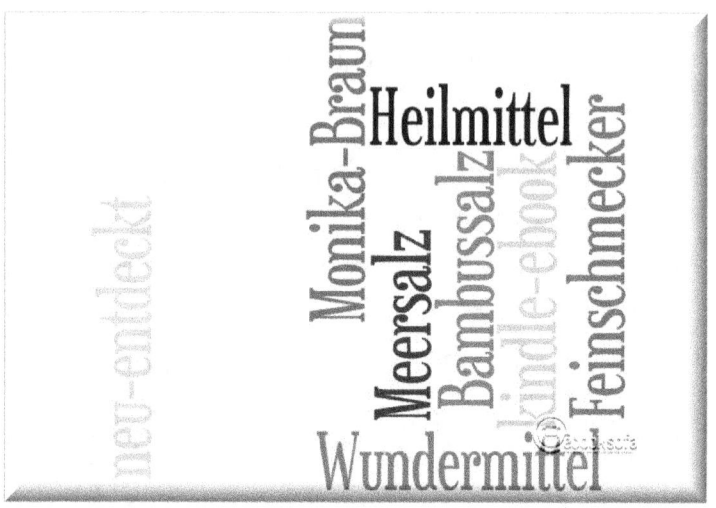

Monika Braun

mehrwissen57@web.de

Über die Autorin

Die Autorin Monika Braun wurde 1964 in NRW geboren und lebt heute mit Ihrem Mann und Ihren zwei Kindern in Bayern. Stets ein Auge auf die Natur und Gesundheit gerichtet, schreibt Sie über diese Themen und versucht den Leser oder Leserin auch über nicht so bekannte Naturheilmittel aufmerksam zu machen.

Alles was die Autorin schreibt ist authentisch und nachvollziehbar.

Was mit einem Hobby begonnen hat, ist zur Leidenschaft geworden und so hat sie bereits einige Kindle - Bestseller geschrieben.